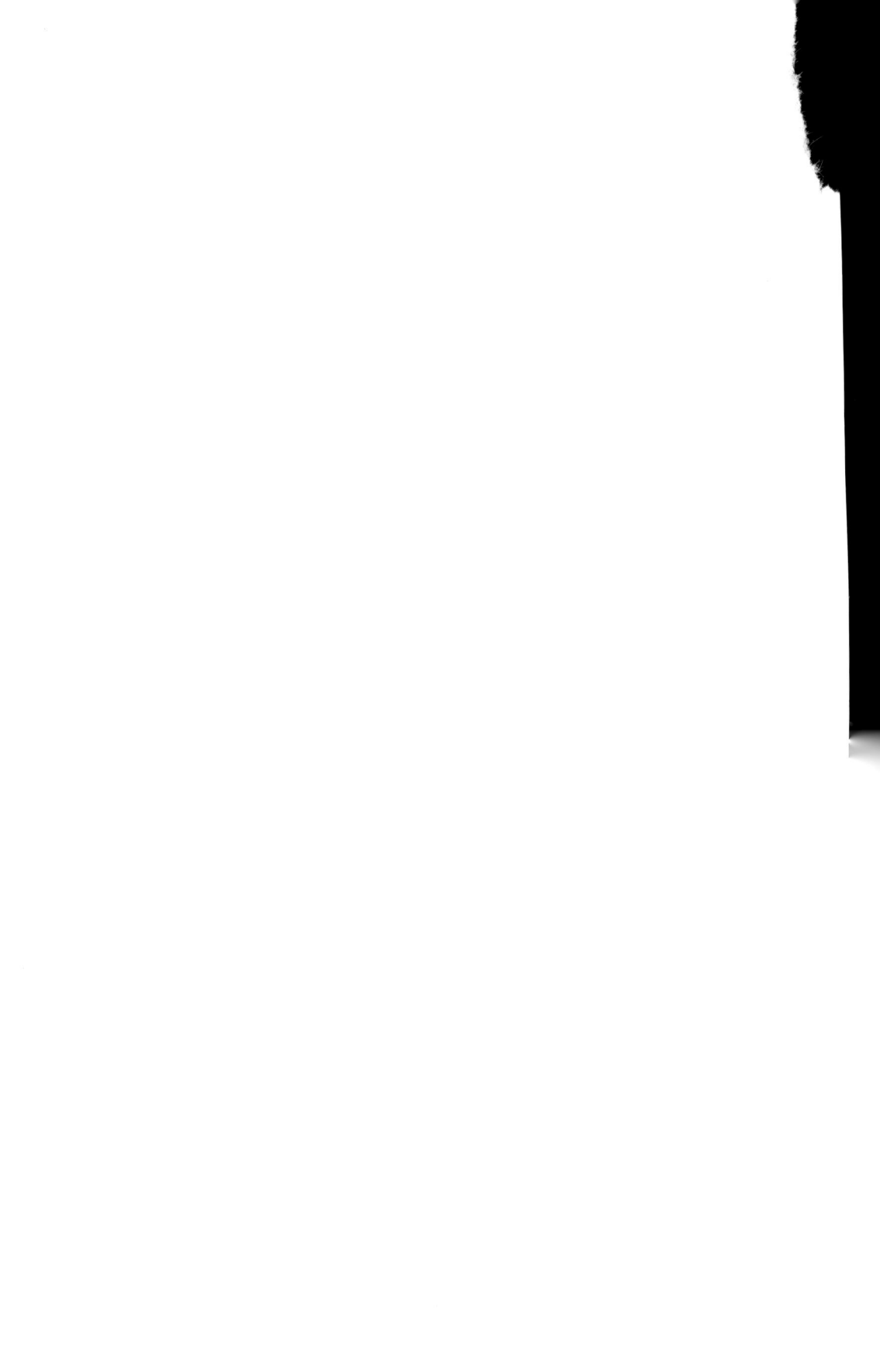

TRAITEMENT

DES

PLEURÉSIES PURULENTES

(REVUE GÉNÉRALE)

PAR

Érige ROVÉRY

DOCTEUR EN MÉDECINE

Ancien interne de l'asile d'aliénés de Marseille (Concours 1885)
Médaille d'argent de 1re classe (Choléra 1885)

MONTPELLIER

TYPOGRAPHIE ET LITHOGRAPHIE CHARLES BOEHM

ÉDITEUR DU NOUVEAU MONTPELLIER MÉDICAL

1895

TRAITEMENT

DES

PLEURÉSIES PURULENTES

(REVUE GÉNÉRALE)

PAR

Érige ROVÉRY

DOCTEUR EN MÉDECINE

Ancien interne de l'asile d'aliénés de Marseille (Concours 1885)
Médaille d'argent de 1re classe (Choléra 1885)

MONTPELLIER

TYPOGRAPHIE ET LITHOGRAPHIE CHARLES BOEHM

ÉDITEUR DU NOUVEAU MONTPELLIER MÉDICAL

—

1895

MEIS ET AMICIS

E. ROVÉRY.

A MON PRÉSIDENT DE THÈSE

Monsieur TRUC

Professeur de Clinique Ophtalmologique

A Monsieur ESTOR

Professeur agrégé de Pathologie externe

A MES MAITRES

E. Rovéry.

INTRODUCTION

Parmi les questions de pathologie interne qu'est venue modifier la bactériologie, une des plus intéressantes est sans contredit celle qui a trait à la pleurésie purulente et à son traitement.

Les chirurgiens d'autrefois opéraient l'empyème non pas dans le but d'obtenir la mobilisation de la paroi thoracique, mais seulement pour favoriser l'écoulement du pus. Il n'y avait également qu'une seule pleurésie purulente, le microscope et la culture des microbes sont venus démontrer qu'il y avait plusieurs sortes de pleurésies purulentes et que leur traitement dépendait en partie de la nature de l'agent virulent pathogène.

C'est à la revue générale de ce traitement que nous avons voulu consacrer ce modeste travail.

Dans un premier chapitre nous passons successivement en revue les divers procédés opératoires connus jusqu'à ce jour ; nous consacrons la seconde partie à l'étude des diverses indications à suivre suivant les cas auxquels on a affaire, enfin nous terminons en tâchant d'en induire les conclusions pratiques.

Mais, avant d'aborder l'exposition de notre sujet, il nous reste un devoir bien agréable à remplir, celui de remercier ceux qui ont été nos maîtres à l'école et dans les hôpitaux et d'invoquer leur bienveillance.

Et tout d'abord, nous tenons à témoigner notre profonde

reconnaissance à M. le professeur agrégé Estor qui, sur notre demande, a bien voulu nous indiquer un sujet de thèse et nous donner, à cette occasion, les meilleurs conseils.

Nous adressons également nos remerciements à M. le professeur Truc, qui a daigné nous faire l'honneur d'accepter la présidence de notre thèse.

TRAITEMENT

PLEURÉSIES PURULENTES

(REVUE GÉNÉRALE)

Ponction simple.

L'aspiration est un excellent et précieux moyen de diagnostic, mais en thèse générale c'est un mauvais moyen thérapeutique pour la cure de l'empyème généralisé.

De plus, une ponction ne vide jamais complètement la plèvre, il reste du pus, des fausses membranes, et presque toujours le pus se reproduit ; si bien qu'après avoir pratiqué de nombreuses ponctions on est amené à faire la theuracotomie et à la faire dans de mauvaises conditions.

En outre, les pleurésies purulentes ayant de la tendance à l'enkystement, cette tendance est favorisée par les ponctions répétées qui prolongent la durée de la maladie et forcent également le chirurgien à recourir plus tard à la pleurotomie.

Les chirurgiens allemands, au congrès de Vienne d'avril 1890, s'expriment ainsi au sujet de la thoracentèse.

« La thoracentèse, même répétée, ne parvient pas à expulser entièrement du thorax les agents de suppuration, ce qui explique la reproduction du pus ; tout au plus, donne-t-elle quelque succès dans les pleurésies à pneumocoques ; il ne faut pas oublier que, dans ces cas, on note une tendance assez remarquée à la résorption.

En revanche, la simple thoracentèse, périodiquement répétée, mérite d'être conservée à titre de médication palliative dans les cas désespérés, où tout moyen plus radical ne saurait être admis. »

Fernet, au contraire, dans une communication faite à la société médicale des hôpitaux en mai 1890, est cependant revenu sur les avantages de l'aspiration suivie de lavages antiseptiques, même dans les pleurésies purulentes aiguës ; il insiste surtout sur son emploi dans les pleurésies enkystées et particulièrement dans les pleurésies infectieuses circonscrites et limitées, dans celles que leur siège rend presque inaccessible à la thoracotomie, pleurésie interlobaire, médiastine, diaphragmatique.

Laveran se range à cet avis.

Netter, à son tour, pense que la thoracotomie n'est pas nécessaire dans les pleurésies où on n'a trouvé que des pneumocoques, et que la ponction simple suivie d'injection suffira.

Il cite, a l'appui de son opinion, quatre opérations d'adultes guéris par la ponction.

Nous nous rangeons à l'avis de ces trois derniers auteurs.

Je crois inutile de décrire ici l'appareil aspirateur, ni son mode de fonctionnement, qui sont connus de tout le monde.

Ponction suivie d'injections antiseptiques.

Doit-on toujours faire suivre la ponction d'injections antiseptiques ?

M. Fernet, dans la séance de juin 1889, à la société médicale
des hôpitaux, adopte ce traitement qui consiste à rendre, au
moyen d'injections antiseptiques, un liquide aseptique et d'en
favoriser ainsi la résorption ou tout au moins d'en éviter la
reproduction après une ponction évacuatrice. Il injecte dans la
plèvre de 5 à 7 cc 50 de liqueur de Van-Swieten. « Cette dose,
dit-il, en supposant qu'elle soit absorbée en totalité, est certaine-
ment inoffensive pour le malade, et, d'autre part, mêlée au
liquide de l'épanchement, elle paraît capable d'empêcher ou au
moins de gêner le développement des bactéries dans ce liquide.

De son côté, Renaut, de Lyon, dit : « Je suis amené à proposer
la méthode des injections intra-pleurales de liquide de Van-
Swieten comme moyen d'opposer à la purulence des épanche-
ments pleurétiques. »

Le professeur Bouchard, de son côté, est également partisan
des injections antiseptiques. « Quant à moi, dit-il, j'ai essayé de
faire dans la plèvre enflammée et contenant un épanchement,
quelle qu'en soit la nature, des injections antiseptiques à petites
doses *sans évacuer le contenu.* J'ai obtenu des résultats qui,
jusqu'ici, ne sont pas de nature à me décourager. »

Il cite à ce propos deux cas qu'il a traités en faisant des injections de naphtol. Ces deux malades ont complètement guéri et
l'ont dispensé de recourir à l'opération de l'empyème.

Opération de Tachard.

Le 27 janvier 1875, M. Tachard fit connaître au Congrès français de chirurgie du 20 avril 1892 son traitement de la pleurésie purulente par le siphon et la méthode de succion continue.

Voici comment il décrit son opération : « Prendre deux tubes en caoutchouc noir de 4 millim. intérieurement, l'un de 1^m,50 de longueur (tube excréteur) l'autre de 1 mèt. (tube laveur) ; mettre un robinet terminal à chacun et les faire bouillir 10 à 15 minutes avant de s'en servir ; antisepsie rigoureuse et cocaïnisation de la région. — Ponction exploratrice avec la seringue de Pravaz, et le pus reconnu, faire, sans retirer l'aiguille, une pleurotomie dans laquelle l'incision de la plèvre mesure au maximum 3 centim. ; laisser évacuer le pus avec flocons, puis introduire les deux siphons amorcés. — Le tube laveur ne plongera qu'à 5 ou 6 centim. — Fixer les tubes avec des fils de coton collodionnés. Pansement avec gaze iodoformée et ouate de tourbe, le tout maintenu par un bandage de corps perforé pour le passage du tube.

»L'appareil mis en place, ouvrir en permanence le tube évacuateur dans un bocal gradué placé sous le lit. Ce pansement reste en place pendant un temps variable ; le second pansement n'est généralement plus imprégné de pus.

»Pour faire le lavage sans bouger le malade, placer un bocal à la tête du lit et ouvrir sous l'eau le robinet du tube laveur.

»Le double siphon permet de jauger quotidiennement la poche pleurale et de connaître la quantité et la qualité de pus excrété.

»Lorsque les lavages sont devenus inutiles retirer, le tube laveur ; quant au siphon, il sera retiré empiriquement lorsque la suppuration paraît tarie et que le poumon a repris sa place normale, travail de réparation qu'il est facile de suivre par l'auscultation.»

M. Tachard présenta, le 1er décembre, à la Société médicale de Toulouse un malade qu'il avait complètement guéri par cette méthode.

« Le 28 octobre 1874, dit-il (c'est la première fois qu'il appliquait le siphon), l'état du malade ne variant pas et la quantité de pus produite ne diminuant pas, j'applique un siphon en permanence afin d'étancher la poche pseudo-pleurale. Un tube en caoutchouc de 1m,50 de longueur, plongeant dans un vase plein d'eau phéniquée placé sous le lit, fut amorcé à l'avance et mis en communication avec le tube pectoral. L'aspiration et le transversement du pus commencèrent immédiatement et se firent dès lors sans interruption et sans difficulté.

Le siphon fonctionna jusqu'au 5 novembre, le 12 la cicatrisation de la fistule est complète.»

Cette méthode, qui consiste dans l'action combinée et simultanée du lavage et de l'aspiration continue dans la plèvre, a pour but de rétablir le vide physiologique nécessaire au déplissement du poumon. Elle soulage toujours et guérit le plus souvent, à condition, bien entendu, qu'elle ne soit pas faite *in extremis.* Elle abrège la durée de la maladie, elle s'oppose à la septicémie pleurale, elle permet aux poumons de reprendre ses fonctions, ce qui favorise l'hématose et la nutrition et conduit à la guérison sans qu'il soit nécessaire de réséquer au malade la charpente de son thorax: charpente dont le rôle physiologique n'est pas quantité négligeable.

La Pleurotomie.

La pleurotomie, pratiquée pour la première fois en 1873, par Ewart, médecin de la marine anglaise, à l'hôpital de Calcutta, sur un malade qui était à toute extrémité et qui guérit quinze jours après sans lavages, est une opération que tout le monde s'accorde à considérer aujourd'hui comme une opération de choix dans les cas de pleurésie à streptocoques, et les pleurésies septiques en général, qu'elles soient suivies ou non de lavages.

M. Kiener la regarde, en plus, comme une opération d'urgence. Vainement, on a voulu lui substituer des procédés plus doux en apparence, tels que canules à demeure, drainage de la cavité thoracique, siphon de Potain, etc...

Tous ces appareils ont le défaut de ne pas permettre l'évacuation complète et facile des liquides pleuraux, à plus forte raison des grumeaux et des fausses membranes qui s'y trouvent mêlés, de ne pas ouvrir une voie facile aux lavages et d'exposer par suite aux infections secondaires.

Le procédé de Bulau qui consiste dans l'aspiration continue dans la plèvre, procédé qui a eu tant de succès au Congrès de médecine interne de Vienne, ne peut suffire dans les pleurésies putrides et dans les pleurésies à streptocoques, qui demandent souvent des lavages.

La contre-indication la plus sérieuse de la pleurotomie, c'est la tuberculose ayant envahi une partie notable du poumon et lorsqu'il existe dans ce poumon des signes cavitaires nets et étendus.

En dehors de ce cas la pleurotomie doit être faite dans toutes les pleurésies purulentes sans tenir compte de l'état de faiblesse du malade.

Voici en résumé son manuel opératoire, que j'ai emprunté à Duplay et Reclus.

Lorsque l'épanchement est limité à une portion seulement de la cavité pleurale, on fait l'incision là où la percussion et la ponction aspiratrice faite pour assurer le diagnostic ont montré la présence du pus.

L'épanchement au contraire est-il étendu à toute la cavité pleurale, on peut choisir le lieu de l'incision qui sera celui le plus favorable à l'évacuation du liquide.

Ce lieu de l'incision diffère un peu avec les auteurs. Pour Duplay, il faut opérer dans le 6e et 7e espace intercostal, en faisant partir l'incision de la ligne verticale tirée par le sommet de l'aisselle et en la dirigeant en arrière. Cette incision ne sera pas dans une situation habituellement déclive; mais on peut compter sur les mouvements de la respiration et sur les efforts de la toux pour faciliter l'évacuation du pus. Pendant les premiers jours, on fera au besoin coucher de temps en temps le malade sur le côté opéré. Cette incision a l'avantage sur l'incision postérieure que l'opérateur ne risque pas de tomber sur le poumon rétracté dans la gouttière vertébrale, de plus elle est assez élevée pour que la lésion du diaphragme puisse être facilement évitée.

« On peut entrer dans la plèvre en sectionnant simplement l'espace intercostal ; la seule précaution à prendre dans ce cas, c'est de raser avec le bistouri le bord supérieur de la côte, de façon à éviter la section de l'artère qui est logée sous le bord inférieur de la côte supérieure.

» Il est prudent, après avoir divisé les muscles intercostaux, de ponctionner seulement la plèvre avec le bistouri pointu et d'achever l'incision avec le bistouri boutonné. On se mettra mieux, de la sorte, à l'abri de la lésion du diaphragme. Au lieu de passer par l'espace intercostal, je préfère actuellement, dans presque tous les cas, la pratique qui consiste à réséquer un fragment de côte. L'opération est tout aussi simple.

»On incise hardiment toutes les parties molles jusqu'à la côte qui a été choisie. Celle-ci est dépouillée de son périoste au moyen de la rugine, d'abord sur la face externe, puis sur ses bords supérieurs et inférieurs. On arrive enfin à mettre à nu, sans trop de peine la face profonde elle-même. Deux coups de costotome enlèvent 3 à 4 centim. de côte. Les bords de l'incision étant écartés, on a devant soi la plèvre revêtue du périoste; on l'incise tout à son aise dans le point correspondant au milieu de la côte. Cette incision, outre le mérite de la netteté, a cet avantage que les lèvres de la plaie cutanée et celles de la section pleurale sont dans un parallélisme parfait. On ne réalise pas toujours cette condition lorsqu'on incise seulement l'espace intercostal. Il arrive alors souvent que le tube à drainage introduit dans la plaie décrit un trajet plus ou moins oblique sous la peau et se coude ensuite sur une côte.

»Dans les pleurésies anciennes qui s'accompagnent de rétractation du thorax, l'espace intercostal est souvent si resserré que la résection d'un fragment costal devient absolument nécessaire.

»Après l'incision, le contenu de la plèvre sera soigneusement évacué, puis, selon les cas, on pratiquera ou non des lavages antiseptiques.»

Le pus étant donc évacué, on introduit dans la plaie un et de préférence deux bouts de tube en caoutchouc de 12 à 15 millim. de diamètre, munis dans leur partie profonde d'une ou deux ouvertures latérales. Ces tubes seront retenus au dehors par deux épingles de sûreté ou fixés à la peau par un crin de Florence. Un large pansement très absorbant, pour lequel on peut recomman'er particulièrement la ouate de charpie de bois au sublimé ou la tourbe stérilisée, doit envelopper toute la poitrine depuis la ceinture jusqu'aux épaules.

Le pansement doit être refait dès qu'il commence à être traversé. Dans les meilleures conditions, il faut presque toujours le renouveler au bout des premières 24 heures, le second pansement peut être conservé souvent 48 heures, les suivants seront de plus en plus espacés.

Trépanation costale (pleurotomie).

M. Michaux communiqua, le 26 décembre 1894, à la Société de Chirurgie un rapport de M. Ray concernant un nouveau mode de trépanation costale.

En voici le manuel opératoire :

Anesthésie locale ou générale. — A 7 centim. de l'angle des côtes, incision de 4 à 5 centim. portant sur le milieu de la 9e côte. — Rugination. — Application d'une couronne de trépan de 1 centim. de diamètre — ouverture de la plèvre — placement d'un tube à drainage du calibre du petit doigt, long de 5 centim. seulement, lavage plus ou moins répété.

Au besoin, on pratiquera plusieurs ouvertures sur la même côte ou sur des côtes différentes.

Cette méthode a été appliquée sur trois malades qui, après un temps plus ou moins long, sont sortis de l'hôpital complètement guéris.

Lavages consécutifs à la pleurotomie.

Cette question des lavages dans la pleurotomie et dans toutes les opérations de l'empyème a soulevé de nombreux débats. En général les partisans de l'un et de l'autre camp ont apporté à leur thèse des observations concluantes, si bien que Buquoy pouvait dire encore en 1891 à l'Académie de médecine que les succès étaient aussi nombreux dans les deux méthodes.

Ce n'est pas d'aujourd'hui qu'on pratique des lavages. Dès la plus haute antiquité on en a fait. Hippocrate «injectait dans la poitrine, à l'aide d'un tube, un mélange tiède de vin et d'huile pour que le poumon habitué à l'humidité du pus ne restât pas trop longtemps desséché, puis il plaçait une canule d'étain dans l'ouverture cutanée pour faciliter l'écoulement de ce pus. »

L'opération de l'empyème tomba en désuétude chez les Romains, les grecs et les arabes, quelques tentatives isolées furent faites aux xvi⁰ et xviı⁰ siècles. Laennec, Sédillot, Trousseau et Skoda, en Allemagne, firent des lavages ; mais c'était une opération in-extremis.

Avec Damaschino, Moutard-Martin, les lavages rentrent dans la pratique courante.

Ce sont les travaux de Netter, Comby, Chamtemesse, etc., qui établissent la nature bactériologique de la pleurésie purulente et montrent que les agents en cause sont multiples, que chacun d'eux donne à la maladie une évolution spéciale, en un mot, qu'aux variétés cliniques décrites depuis longtemps correspondent des microbes spéciaux, et recommandent ces lavages.

Les grands inconvénients des lavages sont de distendre sans cesse le sac pleural, de s'opposer aussi à l'accolement des feuillets, aussi y a-t-il souvent des fistules consécutives persistantes.

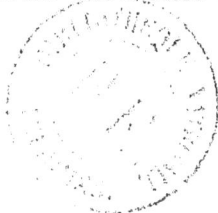

Par contre, les lavages sont absolument nécessaires dans les pleurésies putrides.

En tout cas, la plèvre ouverte, on l'examine avec les doigts soigneusement désinfectés, et cet examen est précieux pour l'indication de lavages détersifs. Si la plèvre est lisse, pas de lavages dans les cas ordinaires ; si au contraire elle est rugueuse, les lavages dans les premiers jours détergent la surface pleurale et la débarrassent des masses fibrineuses qui pourraient l'encombrer pendant un certain temps.

MM. Forgue et Aldibert, dans leur travail sur la pleurotomie antiseptique, ont dressé une série de tableaux très détaillés sur les résultats de l'intervention opératoire dans la pleurésie purulente.

D'après ces auteurs, la pleurotomie suivie de lavages répétés donne plus de décès que celle qui n'est pas suivie de lavages.

Opération d'Estlander.

Ce procédé, dont l'idée théorique appartient à Letiévant et à Gayet, de Lyon, revient à Estlander, qui a eu le mérite d'en donner les règles précises, tant au point de vue des indications opératoires qu'à celui de la technique elle-même. Ce procédé a d'ailleurs été modifié depuis par Bouilly, Berger et Trélat, lesquels se préoccupaient avant tout de modifier le lambeau de la façon qui favorise le mieux la résection d'un grand nombre de côtes, sans nuire à la réunion de la plaie.

Estlander employait son procédé dans les cas d'empyèmes anciens parce qu'alors la plèvre, fortement épaissie, se rétracte davantage. Il recommande avant d'opérer d'explorer la cavité pour en évaluer l'étendue. Pour réussir, selon lui, la résection costale doit avoir en hauteur et largeur l'étendue de la cavité suppurante.

Entre autres observations que cite Estlander dans la *Revue mensuelle de médecine et de chirurgie*, nous ne voulons mentionner que le cas d'une femme âgée de 27 ans, à laquelle, avant son entrée à l'hôpital, on avait fait des lavages de toute espèce; à son arrivée dans l'établissement, elle présentait un état général mauvais, le poumon droit était normal, mais entre la 7e et 8e côte du côté gauche, il existait une ouverture de fistule qui conduisait dans la cavité pleurale. Les côtes sont si étroitement serrées qu'on ne peut les distinguer ni les compter sans difficulté.

« Le 3 août, dit Estlander, je fis la résection de morceaux de 3 à 4 centim. de longueur des 5e, 6e, 7e, 8e, 9e et 10e côtes par 3 incisions parallèles, et je fis une contre-ouverture à l'incision inférieure. Pendant l'opération survint une asphyxie inquiétante qui s'arrêta par la position du sujet sur le côté malade.

Le jour suivant, la malade avait des vomissements attribués

encore à la chloroformisation, et la fièvre allait jusqu'à 39°, mais le quatrième jour elle se sentit déjà mieux. Quinze jours après, la fièvre hectique l'avait quittée, la sécrétion était passablement diminuée, et les plaies de l'opération s'étaient guéries par première intention. La transpiration des nuits commença à disparaître et l'appétit revint à grands pas.

Ensuite le mieux se fit sentir lentement, mais assez pour que la malade pût retourner chez elle. Ses forces étaient revenues presque entièrement; cependant des deux ouvertures sortait un peu de pus.

A rapprocher de ce cas celui d'une femme âgée de 43 ans, à laquelle M. Dubrueil pratiqua l'opération d'Estlander, qui réussit à merveille et amena, après deux ans, la guérison définitive de la malade.

Je cite ici l'opération d'Estlander décrite par lui-même.

«J'ai fait l'incision principale entre les deux côtes, qui dans ce cas sont généralement très rapprochées, et après avoir détaché la peau, j'ai incisé le périoste sur une des côtes, j'ai isolé avec la rugine l'os du périoste et des parties molles, ensuite j'ai coupé la côte avec une forte pince incisive. Puis j'ai fait la même opération sur l'autre côte, de sorte qu'une incision de la peau correspondait à deux côtes et quelquefois à trois. J'ai toujours exécuté l'opération sous la pulvérisation d'une solution d'acide carbolique et après j'ai soigneusement nettoyé la cavité avec la même solution. Pour les ouvertures, j'ai toujours introduit dans la cavité de grands tubes de caoutchouc, munis de trous latéraux, et de plus petits dans les angles des plaies recousues, puis j'ai pratiqué un pansement antiseptique général sur le tout».

Le procédé d'Estlander, c'est-à-dire l'oblitération de la cavité de l'empyème par la résection multi-costale, n'a pas donné les résultats qu'on en attendait, dans certains cas où la cavité était

grande, l'opération n'était pas sans dangers étant, donnés les délabrements que devait subir la cage thoracique.

PANSEMENT DE M. LE PROFESSEUR DUBRUEIL POUR L'OPÉRATION D'ESTLANDER.

On entoure la poitrine du malade d'un appareil de Sayre solide
et fortement ouaté. Lorsque l'appareil est bien sec, on l'excise au
niveau de l'épanchement.

On entoure cette fenêtre ainsi faite de Makinstosch en contact
avec la poitrine pour empêcher que le pus n'en salisse l'appareil.
Immédiatement au dessus de la couche de gaze iodoformée ou
salolée, que nous avons mise sur la plaie, nous plaçons, au
niveau de la fenêtre une épaisse couche de ouate, de façon à ce
qu'elle dépasse le plan de l'appareil et qu'elle comble le vide
qu'il laisse. Par dessus cette masse de ouate nous faisons passer
des bandes de caoutchouc assez serrées et entourant la poitrine
à cette hauteur. Lavages d'abord tous les jours, puis devenant
de plus en plus espacés à mesure que le pus diminue.

Thoracotomie de M. Quénu (1890)

C'est pour éviter le traumatisme et les dangers de ces grands délabrements où 7, 8 ou même 9 côtes avaient été réséquées dans une partie plus ou moins grande de leur étendue, que M. Quénu a remplacé la résection costale par une section des côtes en avant et en arrière, par une véritable mobilisation de la paroi thoracique qui surplombe la cavité de l'empyème.

Ce grattage à la curette tranchante, en débarassant la plèvre de ses fongosités, l'avive et lui permet de contracter une adhérence plus rapide avec le poumon.

OPÉRATION.

C'est Verneuil qui la décrit :

« Le patient est couché sur le côté; le bras du côté malade élevé et écarté du côté du tronc.

1er *temps*. — Première incision, verticale, postérieure de 15 centim. qui suit le bord axillaire de l'omoplate, passe entre les fibres du grand dorsal qu'elle intéresse à peine et sectionne au contraire le grand dentelé perpendiculairement à son axe. Avec le costotome de Farabeuf, on coupe de bas en haut les 4e, 5e, 6e, 7e, 8e, 9e et 10e côtes.

2e *temps*. — Deuxième incision, verticale, antérieure, passant en arrière du mamelon, intéressant le bord inférieur du grand pectoral et découvrant les digitations du grand dentelé et les côtes. Six de ces dernières, les 3e, 4e, 5e, 6e, 7e et 8e sont divisées et toutes sont ensuite réséquées en avant et en arrière dans l'étendue de 15 à 20 millim. Dès lors, le lambeau thoracique se déprime facilement sous la pression simple et modérée de la main.

3ᵉ *temps*. — Troisième incision transversale, allant de la verticale antérieure à la fistule pleurale, et figurant ainsi la branche horizontale, incomplète d'ailleurs d'un H. La partie d'une des côtes contigües à cette incision est isolée et extirpée. Des pinces placées sur les deux lèvres de la plaie servent à les maintenir écartées.

4ᵉ *temps*. — La cavité pleurale ainsi ouverte est explorée aisément en tous sens ; elle est soigneusement grattée avec la curette, comme s'il s'agissait d'un abcès froid, puis touchée avec une solution de chlorure de zinc. L'écoulement sanguin total est minime et devient presque nul d'ailleurs dès que la curette ayant supprimé la couche fongueuse atteint la couche fibroïde.

5ᵉ *temps*. — Réunion par la suture des trois incisions, drainage de la seconde et de la troisième. Le dernier drain, volumineux, plonge dans la cavité pleurale. Pansement sec à l'iodoforme.»

Procédé de M. Delorme (1892)

Ce procédé a le grand mérite de mettre le chirurgien en face de toute la lésion, lui permet de porter partout son regard et son bistouri.

C'est au congrès de 1892 que M. Delorme a exposé ainsi qu'il suit son opération :

« De la troisième côte à la sixième inclusivement, je trace un lambeau cutané à base postéro-supérieure adhérente, par une incision représentant les trois côtés d'un rectangle, lambeau de direction oblique de haut en bas, suivant celle des côtes. Il s'étend de deux travers de doigt en dehors du bord du sternum, à la saillie du bord axillaire de l'omoplate. Sa forme peut d'ailleurs varier selon le but qu'on poursuit.

»Le lambeau cutané est libéré au ras des côtes, comme dans l'opération d'Estlander, puis, à ses limites antérieures, je sectionne chaque côté avec l'espace intercostal. A mesure que les intercostales sont coupées, deux pinces hémostatiques sont appliquées sur chacun des bouts de l'artère ; en arrière les côtes sont sectionnées longitudinalement ou réséquées dans une faible étendue avec conservation des muscles intercostaux, des artères et des nerfs. Cela fait, au ras du bord supérieur des côtes limites, je libère le volet en haut et en bas jusqu'au niveau de sa base, puis je lui fais faire bascule, je l'ouvre en dehors et l'intérieur de la cavité thoracique est largement découvert. »

Sur deux cas de pleurésies purulentes qu'il a eu l'occasion d'opérer, l'intervention précoce a été très étendue. Chez le premier malade, il a réséqué sept côtes formant un plastron triangulaire de 12 centim. de largeur à sa base correspondant à la neuvième côte et de 5 centim. à son sommet correspondant à la troisième côte. Chez le deuxième, l'opération a été encore plus étendue, puisque la résection a porté sur neuf côtes formant un plastron osseux de 15 centim. à sa base, de 9 centim. à la hauteur de la deuxième côte et de près de 3 centim. au niveau de la première, que M. Delorme a réséqué depuis le tubercule du scalène jusqu'à son extrémité chondrale.

———

Opération de Max Schede (1881)

Le procédé de Schede consiste à réséquer une portion de toute la paroi thoracique, de façon à obtenir une excavation ouverte dans laquelle le lambeau cutané extérieur vienne se souder directement avec la plèvre pulmonaire. Schede a opéré dans ces conditions trois cas d'empyème ancien et grave. Le premier malade guérit très rapidement. Schede n'a rien fait connaître des résultats fournis par les deux autres.

Voici cette opération telle qu'elle a été à peu près décrite par Wagner au Congrès de Chirurgie de Berlin 1888.

« Par une large incision curviligne sur le bord antérieur ou postérieur de la cavité de l'empyème, on enlève un grand morceau de peau dont la base correspond à l'autre bord de la cavité. Après avoir rabattu ce lambeau, on fait la résection sous-périostée de trois ou quatre côtes environ, sur une étendue d'à peu près 10 à 12 centim., puis on coupe avec des ciseaux les parties molles correspondant à la résection costale par laquelle on arrive sur le centre de la poche purulente elle-même, chaque intercostale est liée aussitôt. L'hémorrhagie est de cette façon insignifiante.

Il faut attacher la plus grande importance à éviter tous les bords saillants de la paroi thoracique placés au-dessus de la plèvre viscérale ou avançant au-devant d'elle.

Le lambeau de peau est alors placé dans la cavité en forme d'auge et mis en contact avec la plèvre viscérale. Le bord libre de la paroi thoracique est ourlé par le morceau de peau placé au-dessus, si bien que cette peau peut se laisser tirer jusqu'au fond de la poche. — On recouvre, si cela est possible, toute la paroi antérieure de la cavité de l'empyème : mais, si ce n'est pas possible, Schede place la base de son lambeau à peu près sous l'omoplate, où une portion de la cavité subsiste encore. et cherche à obtenir la guérison de cette portion en la recouvrant au moyen de ce lambeau. — Cette perte de substance guérit par la formation de granulations et par la traction de la peau environnante, à la façon de grandes cavités ouvertes librement, après l'ablation d'un séquestre.

Le lambeau placé dans le fond de la cavité est recouvert et fixé par des tampons de gaze placés sous un pansement de Lister ».

Procédé Delagenière.

C'est pour remédier à la persistance du cul-de-sac diaphragmatique qui forme une sorte de clapier rempli de pus et devient
le point de départ de fistules intarrissables que Delagenière a
modifié le procédé opératoire de M. Quénu. Tous ses efforts ten-
dent vers ce même but : détruire totalement le cul-de-sac costo-
diaphragmatique.

Sa méthode, appliquée sur trois malades atteints de pleurésie
purulente, a donné des résultats très satisfaisants puisque sur
trois malades, la guérison s'est effectuée sans fistules et qu'elle
s'est maintenue.

Disons en passant que par ce procédé des malades atteints
d'affections pulmonaires ont été également guéris.

Il supprime ce cul-de-sac par la résection au niveau de leur
partie antérieure des 7e, 8e et 9e côtes.

Le drainage de la plèvre est fait, en avant dans les sept ou
huit espaces, en des points parfaitement déterminés qui répon-
dent à la partie la plus déclive du cul-de-sac.

Ce procédé soit par ses résultats, soit par son application à la
chirurgie du poumon est réellement supérieur à toutes les autres
méthodes pour le traitement de l'empyème chronique.

Pour réséquer les côtes inférieures et arriver au cul-de-sac,
voici ce que conseille Delagenière : « Du point d'intersection de
la ligne axillaire postérieure et de la 8e côte, nous pratiquons
une incision profonde comprenant la peau et le périoste sur la
face externe de la 8e côte.

Nous prolongeons cette incision en avant jusqu'au point où le
départ, régulièrement oblique, descendant de la côte, paraîtra
changer de direction et devenir légèrement ascendant. Cette inci-

sion mesurera environ 18 centim. de longueur chez un homme de taille moyenne.

Aux deux extrémités de cette première incision, nous en ferons deux autres ascendantes. Une postérieure suivant exactement le trajet de la ligne axillaire postérieure et une antérieure parallèle à cette dernière.

Le lambeau circonscrit par cette vaste incision en U, sera rapidement détaché en rasant la face externe des côtes et des espaces intercostaux, puis relevé en haut en pivotant sur sa base adhérente.

La face externe des 8ᵉ 7ᵉ et 6ᵉ côtes est donc mise à nu. Pour réséquer ces côtes, on s'y prendra de la façon suivante : le périoste sera incisé sur la face externe de la côte sur toute l'étendue dénudée de cette dernière.

Avec une rugine, on décollera avec soin le périoste de la face interne dans une toute petite étendue seulement pour permettre l'introduction du costotome.

On coupera ensuite la côte en ce point avec cet instrument, puis on saisira la côte sectionnée avec un davier et on pratiquera avec une rugine un décollement très rapide et très facile du périoste de la face interne. Ce décollement se prolongera en avant jusqu'à l'intersection du cartilage. Là la côte sera facilement enlevée par un simple mouvement de torsion.

L'extraction de la 7ᵉ et de la 6e côte se fera exactement de la même façon.

Si celle de la 9ᵉ devient nécessaire, il suffira de récliner en bas la lèvre inférieure de la ligne d'incision et de mettre à nu la face externe de cette côte. »

Delagenière conseille de ne pas tenir compte de la situation des fistules cutanées pour ouvrir la cavité pleurale ; c'est dans l'espace de la 8ᵉ côte que le cul-de-sac costo-diaphragmatique est le plus facilement drainé, on peut également inciser dans le septième et même dans le sixième espace.

Cette ouverture doit être assez large pour laisser passer la main ; « on la commencera en arrière avec le bistouri et on la prolongera rapidement en avant avec des ciseaux, en s'arrêtant au cul-de-sac costo-diaphragmatique, point précis ou devra sortir le tube de drainage. »

Ce procédé, Delagenière l'a appliqué à un grand nombre de malades, et chez presque tous il a obtenu de magnifiques résultats.

Desternalisation costale de M. Jaboulay de Lyon.

Dans un cas, que nous empruntons à la thèse de Laymerie, M. Jaboulay, avait fait sur un individu deux fois la résection costale ordinaire, sans aucun succès ; la guérison était presque considérée comme impossible, il allait s'avouer vaincu, lorsqu'il se décida à jouer son dernier atout et pratiqua la desternalisation unilatérale. Le résultat fut merveilleux, dépassa toutes les espérances ; en quelques semaines le mal fut terrassé et la guérison complète apparut.

Cet individu avait été également ponctionné à deux reprises. — Voici la façon de procéder de M. Jaboulay :

Le sujet est couché dans le décubitus dorsal ;

Premier temps. — A 2 ou 3 centim. en dehors du sternum et du côté malade on mène une incision linéaire partant du cartilage de la 2ᵉ côte et aboutissant au cartilage de la 7ᵉ.

Deuxième temps. — On dissèque le lambeau externe de façon à libérer le champ opératoire et on désinsère les attaches du muscle grand pectoral et grand droit de l'abdomen qui viennent s'insérer, le premier sur les côtes supérieures, le second sur les trois derniers cartilages des côtes inférieures.

Troisième temps. — Avec le davier gougo, on sectionne les cartilages costaux de dehors en dedans et non de dedans en dehors de peur de blesser l'artère mammaire interne.

Quatrième temps. — On résèque, si cela est nécessaire, une portion des côtes sectionnées afin de réaliser une plus grande diminution de la cage thoracique. Le pus étant écoulé, on fait un pansement de corps assez épais, et on pratique ensuite les jours suivants d'abondants lavages à l'eau boriquée.

INDICATIONS

Maintenant que nous venons de passer en revue les principaux procédés opératoires employés jusqu'à nos jours dans les cas de pleurésie purulente, nous allons donner brièvement les indications qui doivent guider le chirurgien dans le traitement de cette maladie.

Ce traitement est basé, avant tout, sur les indications que fournit l'examen bactériologique du pus retiré préalablement de la plèvre, soit à l'aide d'une seringue de Pravaz, soit avec l'aiguille n° I de l'aspirateur. On doit donc, avant toute intervention chirurgicale, s'assurer de la nature de ce liquide.

C'est après cet examen seul qu'on pourra être sûr du diagnostic, qu'on saura, en un mot, quel est le microbe qui aura engendré la pleurésie à laquelle on a affaire et par suite à quel mode d'intervention doit avoir recours le chirurgien ; elle nous apprendra qu'on trouve dans le pus diverses espèces de micro-organismes, tantôt seuls, tantôt diversement associés. Le traitement et le pronostic seront bien différents selon le bacille pathogène.

C'est ainsi que la pleurésie purement pneumococcique, si commune dans l'enfance, moins fréquente chez l'adulte, guérit quelquefois spontanément et cède le plus souvent à une simple ponction.

Mais il n'en est plus de même des pleurésies à streptocoques pures ou mélangées aux staphylocoques ou au bacille de Koch ou bien encore aux pleurésies putrides ou gangréneuses. Dans ces cas, il ne faut pas perdre un temps précieux à faire des ponctions ou à injecter des liquides antiseptiques dans la plèvre. Ce ne sont là que des demi-moyens; il faut agir sans attendre et pratiquer la thoracotomie.

Dans les cas de fistules anciennes et de vieux trajets fistuleux, on doit agir de même.

En outre, le chirurgien, avant d'opérer, doit tenir compte également de l'état général du malade, s'informer soigneusement si sa pleurésie est consécutive à des maladies graves, comme la scarlatine, la tuberculose, etc.

Dans ces cas, son mode d'intervention ne sera plus le même ; ainsi par exemple chez un tuberculeux à la période avancée, les opérations donnent de mauvais résultats ; on aura recours alors à la médecine palliative. On se contentera d'enlever par ponction aspiratrice le trop-plein de la plèvre toutes les fois qu'on le jugera à propos.

Pour M. le professeur Kiener, on doit intervenir rapidement dans les pleurésies putrides et à staphylocoques, tandis que l'intervention doit être plus réservée dans les pleurésies à streptocoques, pneumocoques ou tuberculeuses.

CONCLUSIONS

1° En présence d'un malade atteint de pleurésie purulente à pneumocoques seuls, nous ferons une ponction simple, il en sera de même pour une pleurésie tuberculeuse chez un malade arrivé à la dernière période.

2° Quand nous aurons affaire à un empyème à streptocoques, nous aurons recours à la pleurotomie suivie de lavages.

3° Dans la pleurésie où les pneumocoques et les streptocoques se trouvent associés, il convient d'évacuer rapidement le pus par l'opération de l'empyème et de faire des lavages antiseptiques.

4° Lorsque au streptocoque viennent s'adjoindre des staphylocoques, il faut se hâter de faire la thoracotomie avec lavages consécutifs.

5° Enfin, dans les empyèmes putrides et gangréneux, nous préférons l'opération d'Estlander hâtive avec lavages prolongés de solutions antiseptiques fortes ou mieux un Quénu ou un Delagenière.

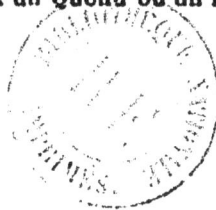

INDEX BIBLIOGRAPHIQUE

CADET DE GASSICOURT. — Société médicale des hôpitaux, 26 juillet 1889.

MICHAUX. — Congrès français de chirurgie. 1893.

DELORME. — Congrès français de chirurgie, 1893 ; décortication du poumon.

GESSEN. — Contribution à l'étude du traitement chirurgical de l'empyème chronique (Letiovant, Estlander, Quénu, Delagenière). Thèse de Paris, 1893-94, n° 509.

DIEULAFOY. — Pathologie interne.

MICHAUX. — Traitement par la trépanation costale ; Société de chirurgie, séance du 26 décembre 1894.

QUÉNU. — Thoracoplastie ; Bulletin académique de médecine de mars 1892, n° 13.

ARCHIAVSKI. — Traitement rationnel de la pleurésie purulente (procédé de Genève). Thèse de Paris, 1892-93, n° 307.

PONCHON. — Considérations d'ordre pratique sur les pleurésies purulentes. Thèse, Paris, 1889-90, n° 223.

J. GUY. — De la pleurésie purulente ; étiologie et nature ; traitement par la pleurotomie antiseptique, indications et contre-indications des lavages. Montpellier, thèse, 1889-90, n° 45.

TACHARD. — Traitement par le siphon et la succion continue ; Congrès français de chirurgie, 1892, pag. 302.

JABOULAY. — La desternalisation des côtes et son application au traitement des pleurésies purulentes vastes et anciennes, ainsi qu'à la scoliose, Province médicale, 4 novembre 1893.

LEYMARIE. — Critique des procédés de thoracoplastie dans la pleurésie purulente ; desternalisation costale, Lyon, Thèse 1893-94, n° 872.

DERONDE. — Contribution à l'étude du traitement des pleurésies purulentes, Paris, 1893-94, n° 196.

COPPENS. — Contribution à l'étude du traitement chirurgical, Lille, Thèse 1893-94, n° 56.

DELORME. — Congrès français de chirurgie, 1893.

POPPOF. — De l'opération d'Estlander; Thèse Montpellier, 1893-94, n° 25.

DUPLAY et RECLUS. — Pathologie externe.

ESTLANDER. — Revue mensuelle de médecine et de chirurgie, 1879.

COURTOIS. — Suffit, Thèse de Paris, 1891.

BOUVERET. — Traité de l'empyème, 1888.

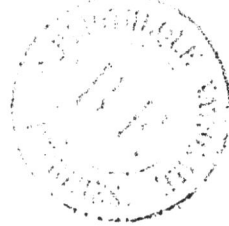